AMPUTATION OSTÉO-PLASTIQUE DU PIED

(Procédé Pasquier-Lefort).

Considérations sur les amputations du pied. Faits récents.

PAR LE D[r]

H. DURET (de Lille),

Ex-Chirurgien des hôpitaux de Paris, Professeur de Clinique chirurgicale,
Membre correspondant de l'*Académie de Médecine*.

En raison des progrès de la chirurgie antiseptique et de la technique contemporaine, bien des opérations anciennes, en particulier les nombreuses *amputations du pied*, sont sujettes *à* REVISION ; les idées, qu'on avait jadis sur la facilité et les dangers des complications, sur l'imperfection des résultats orthopédiques, doivent être *modifiées* ou *abandonnées*.

Déjà, en 1893, à la Société de Chirurgie, Chaput et Berger avaient réhabilité l'OPÉRATION DE CHOPART, et montré *qu'on peut obtenir un bon moignon*, qui ne se déplace pas, qui matelasse bien le pied, et permet la marche sans douleur.

Duplay, en 1894, présente un LISFRANC parfait.

En 1897, un rapport de Kirmisson, à propos d'un manuscrit de Potherat, et une longue discussion, à laquelle prirent part Le Dentu, Jalaguier, Delorme, Ricard, Lejars, Ollier, Nélaton, établirent, avec faits à l'appui, que l'AMPUTATION DE SYME, *bien conduite*, n'expose plus, comme on l'avait jadis admis, à la rétention du pus, dans la capsule du lambeau talonnier, et à son sphacèle. Sa rétraction en arrière est d'ailleurs évitée, si l'on suture à la lèvre du lambeau les *tendons extenseurs* du dos du pied; et, si on fait un bon drainage, on évite les fusées purulentes.

L'extrémité du moignon trouve un avantageux point d'appui dans la peau plantaire du talon, qui remplit ce rôle à l'état normal.

Dans la discussion, on varia sur le meilleur mode de taille du lambeau talonnier, de dehors en dedans, ou de dedans en dehors, après désarticulation. Certains, comme Delorme, préfèrent commencer par la section osseuse sus-malléolaire. Ollier recommande de conserver le périoste, et, par des radiographies, montre qu'alors un massif osseux de nouvelle formation garnit et fortifie le lambeau cutané, et produit ainsi un *talon osseux, solide, et élevé.*

En ce qui concerne les bons résultats, obtenus aujourd'hui par le Syme, l'assentiment fut *unanime*. C'est d'ailleurs l'opération la plus fréquemment indiquée dans les *ostéo-arthrites tuberculeuses* du pied, car, rarement, les os et les articulations de l'arrière-pied sont sains et permettent la *conservation*.

Il est cependant des cas, où les *Amputations* OSTÉOPLASTIQUES du pied, telles celles de Pirogoff, de Sédillot, de Pasquier-Lefort, de Faure, etc..., ont des *indications*, et doivent être préférées. Il en est ainsi, en particulier, dans certaines *lésions* TRAUMATIQUES OU GANGRÉNEUSES *du pied.*

C'est, dans le but d'établir leur importance et leur valeur que nous publions l'observation suivante, et que nous la ferons suivre de considérations générales.

OBSERVATION.

Gangrène étendue des deux pieds, par gelures. — A droite, amputation ostéoplastique Pasquier-Lefort ; à gauche, amputation intra-métatarsienne. — Résultats immédiats et éloignés.

Une jeune fille de 19 ans, Célina R..., fut condamnée à la prison pour un délit de fraude insignifiant. Quelques jours après, pour un léger fait d'indiscipline, elle fût enfermée dans un réduit humide, sans vêtement qu'un jupon de coutil et un « caraco », sans couverture et *pieds nus*, par une température de — 3° !

Elle resta ainsi quatre à cinq jours; elle fut alors montrée au médecin de la prison, le Dr Wertheimer, qui, devant la gravité du cas, ordonna son transfert à l'hôpital: les deux pieds étaient, en effet, atteints d'une gelure intense et profonde (1) (*Fig.* 1).

La malade, qui est forte et bien constituée, dure pour elle-même, et d'une bonne nature, fille d'une famille nombreuse d'ouvriers, et très pauvre, se plaignit seulement, à cette époque, d'engourdissement dans les pieds et les membres inférieurs; ses jambes, disait elle, étaient comme paralysées; à une injonction qui lui fut faite, elle déclara ne pouvoir se tenir debout et marcher; c'est alors, qu'elle fut soumise à l'examen du médecin.

A *l'entrée à l'hôpital*, on constate les faits suivants.

La malade est pâle, anémique, très affaiblie, et dans un degré de dépérissement assez prononcé.

Au pied gauche, les deux premiers orteils sont tombés; la tête et le quart antérieur des métacarpiens, sont dénudés et noirs; l'articulation métacarpo-phalangienne du troisième orteil est ouverte; les troisième, quatrième et cinquième orteils sont noirs, ainsi que la moitié antérieure de la peau du dos du pied. — A la *face plantaire* : coloration sphacélique depuis l'extrémité digitale jusque sur la tête des métacarpiens. Au-dessus de la zone sphacélique du pied existe une région rouge, phlegmonneuse, œdématiée, couverte de phlyctènes, qui remonte jusqu'au-dessus des malléoles (*Fig.* 1).

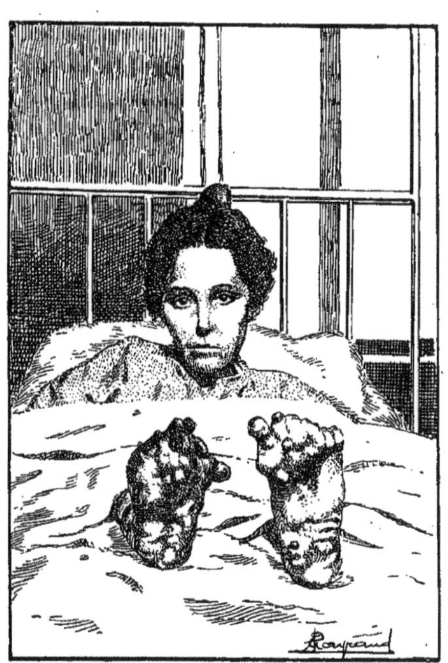

Fig. 1. — C... R..., à l'Hôpital, *avant* l'opération : *Gangrène des deux pieds.* [Dessin, d'après une Photographie].

Le *pied droit* est le plus gravement atteint; tous les orteils sont tombés; les premier et deuxième métacarpiens sont dénudés jusqu'à la base, ainsi que le troisième; les quatrième et cinquième sont découverts dans leur moitié antérieure. Le *scaphoïde* et la *tête de l'astragale*, revêtus de quelques débris sphacéliques, apparaissent à nu. A la *plante*

(1) A l'époque, les journaux politiques de la région et de Paris, entre autres La *Revue du Bien*, s'emparèrent du fait. L'Administration sévit ; une pension convenable fut ultérieurement accordée à la victime.

du pied, les parties molles sont détruites et comme retroussées, jusqu'à la partie moyenne du métacarpe ; il y a là comme un bord à pic de 3 ou 4 centimètres d'épaisseur.

Le reste de la peau du dos du pied a un aspect violacé, sphacélique ; et, il existe une infiltration rouge, phlegmonneuse, phlycténoïde, remontant au cou-de-pied (Voy. *Fig.* 1).

Antécédents. — En présence de désordres aussi accusés, nous mettons un soin particulier, à explorer le passé de la malade. Mais, nous ne trouvons aucun antécédent morbide ; la constitution est vigoureuse ; et, à part les privations ordinaires d'une vie d'ouvriers pauvres, il n'y a pas eu de mauvaises conditions hygiéniques et somatiques particulières. Ni sucre, ni albumine dans les urines ; pas d'artério-sclérose.

La malade, comme nous l'avons dit, fut condamnée à 4 mois de prison, pour fraude.

Il y a trois semaines, elle était encore dans un bon état de santé, quand elle fut mise en cellule, par un temps froid —3°) et absolument nu-pieds ; on lui avait retiré ses bas. Le lendemain, les pieds étaient froids et insensibles ; elle ne pouvait se tenir debout, marcher : et cependant, elle ne se plaignit pas. Le deuxième jour, anorexie, soif vive ; du troisième au cinquième jour, tuméfaction des pieds et du bas de la jambe, phlyctènes. Vers le sixième jour, dit-elle, la surveillante, remarquant quelque chose d'anormal, lui fait donner une paire de bas.

A la toilette du huitième jour, la malade se plaint plus vivement ; et, on l'envoie à l'infirmerie. Le Dr Wertheimer, qui l'examine, déclare qu'il ne peut répondre de la conservation des pieds, déjà atteints par le sphacèle ; on la soigne par des pommades boriquées et du salol. Puis, de vives douleurs surviennent, et, l'état local et général s'aggravant, on la dirige vers notre service hospitalier, où elle arrive le *14 février 1904*.

Nous la soumettons à des pansements humides, tièdes, désinfectants, au sublimé étendu ; on saupoudre d'iodoforme et de camphre ; pulvérisations phéniquées avec l'appareil à vapeur.

Sous l'influence de doubles pansements journaliers, les plaies se détergent ; et, l'état phlegmonneux, œdématié, diminue peu à peu. Le sillon d'élimination se prononce ; et la fièvre qui était ardente, infectieuse, s'élevant le soir à 39°5 et 40°, diminue ; l'état général s'améliore.

De temps à autre, des parties sphacélées sont détachées ; tous les orteils sont tombés. On relève les forces, par des injections journalières de sérum physiologique.

Mais, à chaque pansement, les douleurs deviennent de plus en plus vives ; et la malade pousse des cris pénibles.

Vers le *29 février*, nous décidons de faire, sur les deux membres, un embaumement ouaté très épais, avec la pommade de Reclus.

Dès lors, les douleurs cessent, et la fièvre tombe.

Le *16 mars*, on enlève, pour la première fois, le pansement ; et, on trouve les plaies avec le meilleur aspect, bourgeonnantes ; presque partout, les parties gangrenées se sont détachées. L'état général s'est considérablement relevé.

Le *24 mars* : deuxième pansement avec embaumement.

Le *15 avril* : troisième pansement; tout est détergé; plus d'irritation périphérique, bourgeonnement intense.

Le 28 avril, on se décide à intervenir, pour régulariser les plaies, et obtenir une guérison définitive.

L'état de la patiente est le suivant.

Du côté droit, tout le pied est détruit, jusqu'à la seconde rangée du tarse; la tête et la partie antérieure de la poulie astragalienne, sont dénudées; SEULE, *la peau du talon est saine et bien conservée*.

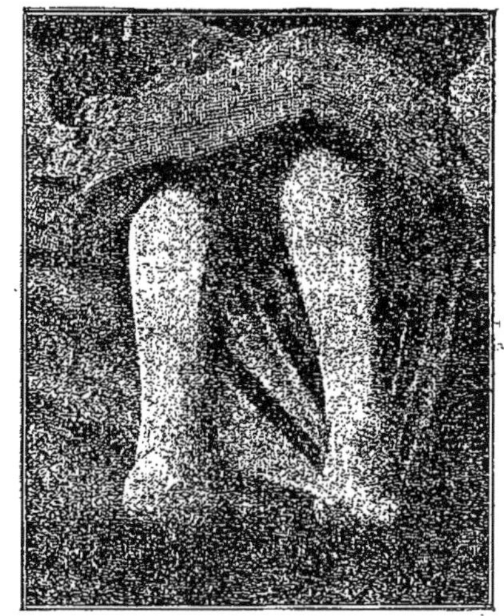

Fig. 2. — C. R..., *après* l'opération. — *Vue de face.*

Du côté gauche, les orteils sont tous détruits, et le *métatarse découvert*, jusqu'au delà de la partie moyenne.

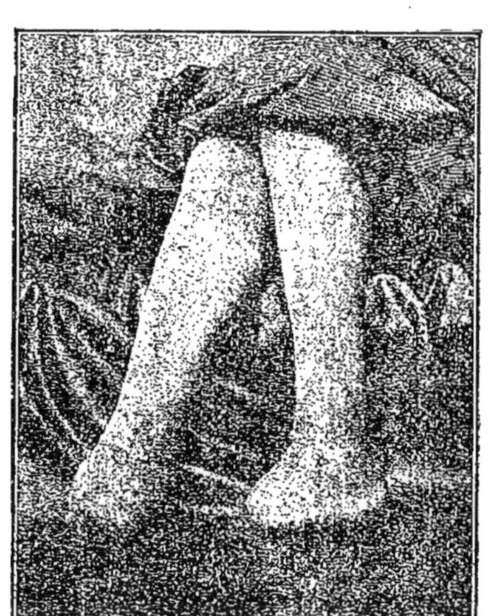

Fig. 3. — C. R..., *après* l'opération. — *Vue de profil.*

Comme le calcanéum est absolument sain, ainsi que la peau sous-jacente, nous décidons de pratiquer, à droite, une AMPUTATION OSTÉO-PLASTIQUE PASQUIER-LEFORT.

Sur le *cou-de-pied*, on circonscrit, par une incision transversale, la peau saine. Puis, on énuclée l'astragale, par section, sur les côtés, de ce qui reste des ligaments latéraux, et, à la face inférieure, du ligament sous-astragalien.

Sous *la plante du pied*, on excise une mince lisière bourgeonnante, de manière à avoir une surface vive.

On renverse alors ce qui reste du tarse en dehors, et on dénude au bistouri la petite apophyse du calcanéum. On peut alors, sectionner la surface supérieure de cet os à la scie à chantourner, et cela très horizontalement au-dessous de la petite apophyse. On réséque aussi le cuboïde, en partie découvert, et la face articulaire correspondante du calcanéum. Puis, achevant de dégager les chevilles, on scie horizontalement les os de la jambe, immédiatement au-dessus de la surface articulaire tibiale.

Les surfaces osseuses sectionnées, calcanéum et tibiale, s'adaptent parfaitement.

On *ne fait aucune suture osseuse*; mais on affronte exactement, par six à huit points de suture, les parties molles, laissant entre deux points postérieurs deux petits bouts de tubes à drainage. — Pansement avec la pommade d'embaumement, et couche d'ouate assez abondante; application par dessus d'une gouttière plâtrée, de manière à bien maintenir le contact des os sectionnés.

A gauche, on résèque tous les métacarpiens très près de leur base, et la moitié du premier cunéiforme. Suture de la partie plantaire à la peau dorsale, comme dans le Lisfranc. Drainage. De ce côté, on a été obligé de conserver sur le dos du pied une traînée de peau rouge, cicatricielle, afin de diminuer l'étendue du traumatisme. Pansement ouaté.

Les *suites opératoires* furent excellentes ; et, au 40e jour, lorsque nous enlevâmes l'appareil à droite, nous trouvâmes le calcanéum solidement soudé au tibia et en bonne position.

Quelques semaines plus tard, des appareils prothétiques furent posés et la malade put marcher, aidée d'une canne, sur ses deux moignons.

Examen ultérieur. — Un an après, en septembre 1905, nous faisons revenir la malade, qui jouit d'une excellente santé, et s'est mariée récemment. — Elle marche facilement, à grands pas, sans appui d'aucune sorte ; mais elle marche mieux encore, dit-elle, sans ses appareils, un peu trop grossiers, et qu'elle ôte souvent.

Le moignon de l'opération ostéoplastique est absolument insensible, et elle frappe vigoureusement sur le sol avec la peau du talon qui matelasse bien (*Fig.* 2 et 3).

Les seules souffrances sont *à gauche* sur le dos du pied; là, où existe une traînée cicatricielle, un peu rougeâtre.

Le moignon du *côté droit*, examiné à part, est très bien. Le calcanéum est resté horizontal; la peau du talon est celle, qui appuie normalement et forme un coussin bien élastique. La pression, la percussion, dans tous les sens, ne développe aucune sensation pénible; la ligne de cicatrice du cou-de-pied est forte et sans la moindre érosion, ni rougeur. — De ce côté donc, *réussite parfaite*, comme on peut s'en rendre compte, sur les photogravures (*Fig.* 2 et 3).

*
* *

L'opération, que nous avons exécutée chez notre malade, *a été réglée par la* NÉCESSITÉ *la plus absolue*, car, en raison de la dénudation de la partie antérieure de l'astragale, nous ne pouvions faire un Chopart ni un Faure; et, d'autre part, après l'énucléation de l'astragale, conserver le calcanéum entier, dans la mortaise tibio-peronnière, selon le procédé de Ricard, était impossible, à cause de l'étendue du sphacèle et du défaut de téguments sur le dos et la plante du pied. La peau des faces plantaire, externe et interne, de la région calcanéenne, était seule utilisable ; et, du côté dorsal, jusqu'à l'interligne tibial, il ne restait pas de peau saine.

Quoiqu'il en soit de *l'obligation* à laquelle nous avons été réduit dans notre opération, il nous paraît utile, de nous livrer à quelques considérations sur les *indications, et sur les résultats des procédés contemporains*, employés dans les diverses *amputations du pied* dans les articulations du tarse ou à son voisinage : ainsi, nous remettrons en mémoire les faits les plus récemment acquis.

Considérations sur les amputations du pied dans le tarse ou au-dessus.

A) AMPUTATION DE CHOPART. — Nous avons mentionné, en commençant, la tentative de réhabilitation du Chopart à la Société de Chirurgie, par Chaput, Berger, Ricard, Potherat, Tuffier, Picqué, Souligoux, et autres (1893-1899), depuis la période antiseptique. Ils expliquent les heureux résultats, récemment obtenus, par l'absence de suppuration, de fusées purulentes, par la perfection des procédés, et surtout par la suture des tendons extenseurs au lambeau plantaire, de manière à lutter efficacement, contre la rétraction des muscles gastro-conémiens et du tendon d'Achille. En effet, avant la période aseptique, on attribuait au renversement du massif osseux calcanéo-astragalien et à l'ascension du talon les nombreux moignons *inutilisables*, pour la station et la marche, observés jadis.

Il semblait impossible, que l'opéré pût marcher *sur l'extrémité antérieure de l'astragale*, venue au contact du sol, et recouverte d'une peau trop mince et trop sensible.

Mais, est-ce bien là la cause réelle de la défectuosité si fréquente du moignon dans le Chopart ? Défectuosité telle, qu'on en était arrivé à lui préférer une amputation plus radicale, telle que la *sous-astragalienne*, la *sus-malléolaire*, ou le *Syme*, ou même une *résection ostéo-plastique*.

Tous les chirurgiens contemporains sont d'accord *pour attribuer une bonne partie des mécomptes*, à ce qu'on pratique la désarticulation médio-tarsienne, pour des *ostéo-arthrites* BACILLAIRES du pied; et, dans ces circonstances pathologiques, les articulations médio-tarsienne ou tibiale et le tissu spongieux de l'astragale et du calcanéum sont souvent touchés par l'ostéite, ou offrent des dépôts tuberculeux centraux. De plus, on opère dans une peau fistulisée, insuffisamment saine. Dès lors, il n'est pas étonnant qu'ultérieurement la *marche* soit *douloureuse*, *impossible*, et qu'il y ait de fréquentes récidives du mal dans le moignon.

Mais, en dehors même de ces mauvaises conditions pathologiques, il est une cause d'insuccès fréquemment incriminée : c'est le RENVERSEMENT DU MOIGNON.

Dans un travail bien conduit, et récent, le Dr Lapointe, assistant de chirurgie, a repris, d'une manière complète et originale, *l'étude du renversement du moignon, dans l'amputation de Chopart* (1). Il a recherché ses causes, son mécanisme, et ses effets physiologiques et pathologiques.

D'abord, il met en lumière ce *résultat inattendu* que, dans un certain nombre de faits, anciens et nouveaux, la réussite a été obtenue, et la marche s'accomplissait facilement, *malgré un degré souvent accusé de* RENVERSEMENT *du moignon.*

La vérification est facile, à l'aide de *l'éclairage radiographique*. Ainsi, dans un cas très ancien de Marjolin, datant de 36 ans, qu'il a eu l'occasion de voir, le malade marche facilement et sans douleur, *malgré un renversement de 20 degrés*. Ce renversement, est d'ailleurs d'une constance à peu près absolue : dans les cas heureux de Berger datant de 4 ans, de 8 ans, de 11 ans, on constate, par la radiographie, du renversement de 18 à 30 degrés; et cependant, la marche est facile.

La peau, qui répond à la tête de l'astragale et à l'extrémité antérieure du calcanéum abaissés au contact du sol, se matelasse souvent, *si elle est saine*, d'une épaisse couche de graisse, qui la protège suffisamment contre les pressions.

D'autre part, la taille d'un large et épais lambeau plantaire, selon les procédés modernes, recouvre d'une épaisse couche de parties molles, les extrémités antérieures des os.

(1) Lapointe. *L'amputation de Chopart. Renversement du moignon. Rev. de Chir.*, 1901, II, 236-380.

Cependant, reconnaissons-le, ce ne sont pas là des conditions physiologiques favorables : cette bascule en avant du *massif tarsien* n'est pas sans inconvénients.

Aussi, a-t-on cherché à le prévenir, par divers moyens : section du tendon d'Achille; suture au lambeau plantaire des tendons extenseurs pour combattre l'action du triceps sural, et s'opposer à l'abaissement; et enfin, *arthrodèse préventive* tibio-astragalienne, proposée et exécutée par Helferich, Godefroy, Sacchi, O. Guelliot, L. Faure, etc.

Mais la *soudure de l'astragale au tibia*, n'est pas, en somme, une modification heureuse ; elle supprime la mobilité tibio-tarsienne ; elle rend le moignon absolument rigide : ce qui est défavorable pour les mouvements de la marche, où le plateau tibial glisse et s'incline normalement sur la poulie astragalienne.

Chaput a proposé de rendre *total*, le contact du calcanéum avec le sol, en faisant artificiellement horizontale sa *face inférieure* par le retranchement, sur celle-ci, d'une lame osseuse plus épaisse en arrière ; il a obtenu, chez son opéré, un résultat fonctionnel satisfaisant.

Lapointe distingue *deux états d'abaissement du moignon*, après l'opération de Chopart. L'un est physiologique, *primitif ;* l'autre est pathologique, et souvent *tardif*.

Le *premier*, correspond à celui qu'on observe, *le pied étant entier*, quand les membres inférieurs sont horizontaux sur le plan du lit ; naturellement, la pointe du pied s'abaisse. Lorsque, par l'opération de Chopart, l'avant-pied est supprimé, le tarse conserve cette attitude et s'incline en bas et en avant. C'est le rôle prédominant du triceps sural, qui produit cette inclinaison : c'est l'attitude de l'*équinisme au repos*.

Pour lutter contre cet abaissement du tarse, on a conseillé, avons-nous dit, soit la section préalable du tendon d'Achille, soit la suture des tendons extenseurs au lambeau plantaire ; or, celui-ci est accroché par les sutures à la peau mince du cou-de-pied ; c'est *un clou dans une tapisserie*, qui ne tiendra pas longtemps, surtout dans la station debout. Une certaine correction pourra, il est vrai, être obtenue par l'action des extenseurs ; mais elle ne dépassera jamais la durée d'une *contraction musculaire*.

Dans la *station verticale* et la *marche*, c'est surtout le POIDS DU CORPS, qui intervient, pour produire l'*équinisme*.

Le tibia appuie sur le massif astragalo-calcanéen au niveau de la partie antérieure de la poulie articulaire et l'abaisse vers le sol ; le calcanéum suit.

Il n'y a de limite à cet abaissement, une fois la contraction musculaire épuisée, que la résistance du ligament interosseux astragalo-calcanéen et les puissants ligaments tibiaux internes, qui limitent le glissement de l'astragale.

Mais, *avec le temps,* la résistance de ces ligaments s'épuise ; ils subissent un allongement ; et, l'abaissement s'accentuant, l'*extrémité postérieure du calcanéum*, en arrive bientôt *à se caler*, contre le bord postérieur de la mortaise tibiale : ce que montrent les radiographies.

Ainsi se trouve réalisé l'*abaissement tardif* ou *consécutif*, dans lequel le basculement du calcanéum atteint de 30 à 35 degrés.

Ces considérations *anatomo-physiologiques* nous montrent donc, avec évidence, que, dans le Chopart, quelles que soient les précautions prises, l'arc antérieur du pied faisant défaut, *l'abaissement du moignon*, le *renversement du calcanéum* sont inéluctables.

Ils sont surtout prononcés, si, par le travail journalier, les ligaments ne s'hypertrophient pas suffisamment, comme cela se voit quelquefois ; la situation sera défavorable, surtout dans les cas où l'étoffe ligamenteuse fera défaut, ou lorsqu'il existera une atrophie des tissus articulaires, fréquente, comme on le sait, dans les cas *pathologiques*.

Nous avons pris soin de faire observer que, malgré la constance de cet abaissement du moignon tarsien à un degré plus ou moins prononcé, les faits cliniques montrent, qu'un bon nombre de malades peuvent marcher sans douleur, s'il n'y a pas d'altérations pathologiques des tissus superficiels et profonds (Cas de Marjolin, Berger, et autres).

Il n'en reste pas moins un certain illogisme, une appréhension dans l'emploi d'un procédé, qui, malgré la prothèse, expose, immédiatement ou par les progrès du temps, *à la marche sur la tête de l'astragale* et *l'extrémité antérieure du calcanéum*, si protégées qu'elles soient. Ce n'est pas là un *résultat orthopédique de tout repos*.

D'autre part, il existe des cas assez nombreux où il y a insuffisance des téguments plantaires, et où le procédé en raquette à fente dorsale de Denonvilliers, n'est pas toujours suffisant, pour rémédier à cette disette.

Dans ces circonstances, et sans remonter d'emblée jusqu'aux opérations de Syme et de Pirogoff, on peut se contenter de l'*opération intermédiaire*, préconisée par Ricard.

Elle consiste à faire l'opération de Chopart, en supprimant l'astragale ; ce qui diminue notablement la hauteur du massif tarsien, et permet de trouver une quantité d'étoffe suffisante. Le calcanéum reste seul, remonte, et s'emboîte facilement dans la mortaise tibio-péronière.

Le *procédé en raquette, à queue externe,* permet de mieux utiliser les parties molles de la *région dorsale*, si on est à court du côté plantaire.

En deux mots, l'opération de Ricard-Lapointe s'exécute ainsi :

« L'incision plantaire commence au sommet de la malléole externe, plutôt devant que dessous. D'abord horizontale, elle oblique bientôt en bas, convexe en avant, pour croiser le bord externe du pied *devant le sommet de la tubérosité du 5e métatarsien.*

Elle *traverse la plante*, franchit le bord interne, *à un doigt devant la tubérosité du scaphoïde,* et remonte symétriquement en arrière, pour finir à 1 centimètre devant le sommet de la malléole interne. Le lambeau est taillé en biseau et libéré jusqu'à l'interligne calcanéo-cuboïdien, en suivant de près la face plantaire des os.

Le pied est rabattu. On fait une *incision en guêtre*, qui commence et finit à 2 centimètres en avant des têtes du lambeau plantaire, traverse le cou-de-pied, convexe en avant, sur l'interligne scapho-cunéen. Section des tendons, et dissection du petit lambeau dorsal, qui dégage l'interligne tibio-tarsien. (On peut à ce moment enlever l'astragale en bloc avec l'avant-pied : mais mieux vaut, et c'est plus facile, procéder consécutivement à cette ablation).

Donc, le pied rabattu et le lambeau dorsal relevé, le chirurgien pratique la désarticulation médio-tarsienne.

Puis, la tête de l'astragale est saisie avec le davier de Farabœuf, et le couteau, engagé à fond dans le tunnel sous-astragalien, sectionne le ligament interosseux. Puis, l'astragale est dégagée sur ses flancs, luxée en partie, et enfin extraite, après section du ligament *postérieur*, et dégagement du fléchisseur propre du gros orteil ».

Ce procédé est séduisant, car il est économique pour les parties molles; et, il conserve à la jambe un calcanéum mobile et un appui cutané normal sur le sol : le malade marchera sur la peau du talon.

Malgré ces avantages, est-il établi que la désarticulation de Ricard suffira à suppléer, dans l'avenir, les *opérations ostéoplastiques ?*

C'est ce qu'il nous faudra examiner ; mais auparavant, il nous faut dire quelques-unes des indications des opérations de Syme et de Malgaigne.

B) Amputation de Syme. — C'est l'opération de Syme (d'Edimbourg) qui a les applications les plus larges, dans les affections qui nécessitent une exérèse étendue du pied. Elle est plus spécialement indiquée dans les ostéo-arthrites multiples, les tuberculoses diffuses et généralisées, et lorsque les téguments sont compromis sur une vaste étendue. Bref, elle s'emploie dans tous les cas où la suppression totale du pied est *nécessaire;* et, elle est préférable à l'amputation sus-malléolaire, car, elle donne un meilleur résultat au point de vue de la prothèse.

Nous avons vu, en commençant, que les discussions de la Société de Chirurgie (1897) l'avaient lavée des accusations portées jadis contre elle (suppuration de la cupule cutanée, nécrose partielle ou totale du lambeau, etc.).

Elle nécessite cependant un peu d'exercice, de tour de main et d'habileté, pour éviter la blessure de l'artère tibiale postérieure et la bien laisser intacte, dans le lambeau.

Ollier sur des radiographies a montré, avons-nous dit aussi, que la dissection sous-périostée du lambeau, quand elle était possible, avait des avantages : il se fait dans la cupule cutanée des dépôts osseux, qui se soudent au tibia, et donnent de la *solidité* et de la *hauteur* au lambeau talonnier.

Le procédé de Syme a d'ailleurs un autre mérite sur les autres procédés de désarticulation tibio-tarsienne (procédés de Soupart, Sédillot, Guérin, Farabœuf, Roux, etc.) ; il est *économique, purement talonnier*, tandis que ceux-ci, pour être mis en usage, nécessitent l'intégrité de toute la largeur et de la moitié de la longueur de la plante du pied, et d'une grande partie de la peau dorsale.

D'ailleurs, l'opération du chirurgien écossais a été étudiée à nouveau et *améliorée*, dans les dernières années par Farabœuf, Delorme, Potherat (Th. Bricard, 1899). et Ollier.

Farabœuf. a montré que l'opération était meilleure et plus facile, si après le tracé à fonds des incisions plantaire et dorsale et désarticulation en avant, on faisait la décortication du lambeau *de haut en bas*, en bien dégageant la gouttière calcanéenne de ses parties molles, et en rasant constamment la concavité de l'os, de manière à éviter la blessure de l'artère tibiale, fréquente dans le procédé primitif, où on taillait en sens inverse la coque talonnière.

Potherat, a insisté sur l'utilité de *l'amorce* (avant désarticulation) sur l'étendue d'un centimètre, du lambeau plantaire ; elle permet de terminer rapidement et nettement l'opération, sans s'exposer, en ressortant, à une recoupe ou incisure du lambeau. Il a indiqué, qu'il fallait faire une suture soignée du tendon extenseur aux tendons fléchisseurs et à la peau du lambeau plantaire, qui, ainsi relevé et attiré en avant contre la jambe par la tonicité musculaire, conserve sa mobilité, et sera préservé de la rétraction postérieure par le tendon d'Achille.

En résumé, l'Opération de Syme sera toujours indiquée dans les *tuberculoses diffuses des os du pied* où elle est radicale, et où elle permet une guérison *plus rapide*, que tout *autre procédé*, et dans les ostéo-sarcomes.

Elle ne nécessite d'ailleurs aucun appareil prothétique (une chaussure avec talon élargi et surélevé, l'avant-pied étant garni d'étouppe) : ce qui est à considérer, pour la classe pauvre.

Un opéré de Jalaguier de 1888, Belge, put aller à pied de Bruxelles à Paris ; un autre fit un voyage de plus de 100 kilomètres.

Bricard, dans sa thèse, en additionnant les cas de Jalaguier (2), de Delorme (7), de Lejars (7), et de Potherat (5), arrive à un total de 21 observations, dans lesquelles le *résultat opératoire fut bon toujours ; parfait dans la presque totalité des cas ; le résultat thérapeutique aussi bon qu'avec toute autre opération qu'on mettrait en parallèle, et le résultat fonctionnel et orthopédique très satisfaisant.*

C) Amputation sous-astragalienne (Lignerolles, Malgaigne, Verneuil, Farabœuf, Perrin, Mignon, etc.).

Cette opération doit être conservée, car, elle peut se contenter d'un lambeau assez limité, et, parce que, en raison de la présence de l'astragale dans la mortaise, elle diminue la déperdition en hauteur, et permet l'oscillation et le glissement du plateau tibial dans la marche.

Elle n'est guère utilisable en cas de tuberculose, car, il est rare que l'une ou l'autre de ses surfaces articulaires ne soit pas touchée par l'envahissement du mal.

Le procédé à lambeau plantaire de Farabœuf est souvent trop étroit et couvre mal; beaucoup lui ont préféré les procédés à raquette externe de Roux-Verneuil, Perrin, ou Mignon, quoiqu'un peu plus difficiles.

D'après l'article de Chauvel, déjà ancien (*Dict. encyclopéd.*, 1885), on a constaté chez les opérés guéris une marche facile dans 68 0/0 des cas : proportion satisfaisante, et qui semble s'accroître avec les moignons plus solides qu'assure l'antisepsie.

Perrin, sur 25 opérés, par son procédé en raquette, et suivis de cinq mois à douze ans, n'a eu que 4 récidives; et, sur 28 amputés, 25 fois la marche était bonne, s'exécutant sans fatigue, sans douleur, sans claudication, et fréquemment sans appui. Raccourcissement de 2 à 3 centimètres. Comme prothèse, Perrin se servait de la bottine pilon ou pied d'éléphant de J. Roux (1).

(1) En 1889, Demosthènes (de Bucarest) a rapporté, au *Congrès de Chirurgie*, un beau cas de désarticulation sous-astragalienne avec décapitation de l'astragale, pour une gangrène par congélation [V. p. 436].

Dans ces derniers temps, Mignon, Duboujadoux, ont pratiqué, avec succès, un certain nombre d'*Amputations sous-astragaliennes*.

En 1900, Chauvel, devant la Société de Chirurgie, a analysé les 4 cas de Duboujadoux.

Le procédé employé fut celui de la *raquette externe*. « Il donna, dans tous les cas, un moignon matelassé, souple, endurant, de bonne conformation ; la cicatrice inférieure relevée, à base large et insensible, le moignon possédant des mouvements relativement étendus de flexion et d'extension. Les tendons extenseurs avaient été cousus au lambeau plantaire. Duboujadoux compare le moignon obtenu « *à un pied de chameau* », sans doute à cause de sa forme et de sa mobilité.

Les opérés peuvent commencer à marcher du dix-huitième au trente-cinquième jour ; et ils ont été suivis pendant 3, 6, 16, et 25 mois. Le moignon s'est en quelque sorte perfectionné après la cicatrisation. Le raccourcissement ne dépassa jamais 25 à 30 millimètres ; et, pour le compenser, il suffit d'une semelle de 2 centimètres, dans la chaussure.

Un des opérés était cultivateur et put continuer à travailler la terre. Un autre, garçon de café, devint porteur de journaux ; il court, saute, monte et descend les escaliers, sans s'appuyer sur la rampe.

Comme prothèse, il suffit d'une bottine lacée avec semelle intérieure en feutre et contrefort, s'opposant à l'avachissement de l'empeigne.

Dans tous les cas, la sole du moignon est toujours restée indolente, même après de longues marches.

Delorme, qui a utilisé la même opération dans un cas d'ostéo-sarcome, déclare avoir eu aussi un résultat très satisfaisant.

Malgré ces succès, très suggestifs, il faut cependant noter que, pour la sous-astragalienne, il y a *rareté des indications*.

D) Amputations ostéoplastiques (Pirogoff, Sédillot, Pasquier-Lefort).

Les avantages des *amputations ostéoplastiques* du pied, semblent *a priori* résider dans l'existence d'un appui solide pour la marche, et dans un moindre raccourcissement. Mais les auteurs anciens, en particulier Paulet-Chauvel, signalent, au moins en ce qui concerne le Pirogoff, de graves inconvénients.

Après la section du calcanéum en arrière du bord postérieur de l'astragale, on est obligé d'attirer le fragment osseux sous la surface tibiale, c'est-à-dire de la faire basculer fortement. Dans ces conditions, le point d'appui sera, non sur la peau du talon, mais sur la peau mince, délicate et sensible, du bord postérieur de cet os, au niveau des insertions du tendon d'Achille.

En même temps, il y a tension exagérée de ce tendon, et sous l'influence du triceps et du poids du corps, pendant la marche, le fragment calcanéen se déplace, bascule et glisse en arrière; ce qui amène *la cicatrice sous le point de pression.*

La *section oblique* de Sédillot ne prévient pas toujours ce *déplacement.*

D'ailleurs les statistiques de *Chirurgie d'armée* (guerres d'Amérique, franco-allemande), sont peu favorables; la mortalité s'élève de 28 à 44 0/0 (chirurgiens allemands malgré les antiseptiques). Seule, celle de Pirogoff, pendant la guerre de Crimée, est exceptionnellement bonne; sur 60 amputations par son procédé, il ne connaissait que 7 morts et une réamputation.

Dans la *pratique civile*, les résultats seraient meilleurs; et Chauvel aurait trouvé une proportion de 10 à 16 0/0 de mortalité.

Les résultats *thérapeutiques*, en Amérique n'auraient guère été favorables car, le sixième des opérés a dû subir une réamputation; et, parmi les guéris, beaucoup ne marchaient qu'avec difficulté.

Cependant, comme nous l'avons indiqué, à la Société de Chirurgie, en 1897, Kirmisson a fait une tentative de réhabilitation du procédé de Pirogoff, qui, « dans tous les cas où il y a eu recours, lui a donné d'excellents résultats ». Il présenta le moulage du moignon d'un petit jeune homme de 14 ans, ayant subi le Pirogoff, pour une tuberculose étendue du pied, trois mois après il marchait sur un moignon parfaitement solide, très bien conformé, et supportant admirablement le poids du corps ».

La plupart des chirurgiens présents déclarèrent lui préférer, de beaucoup, l'opération de *Syme*, au moins dans les ostéo-arthrites tuberculeuses du pied; et, à cette occasion, ils citèrent de nombreux succès opératoires et orthopédiques.

Si une *amputation* OSTÉOPLASTIQUE se trouve indiquée par *l'état pathologique*, tous les opérateurs sont d'accord pour conseiller l'opération de Pasquier-Lefort.

La section horizontale du calcanéum (avec ou sans la modification de Sklifossowski) produit un *contact étendu*, moins sujet au glissement, avec la surface tibiale.

En d'autres termes, la coaptation se fait aisément, et la nutrition du fragment est assurée; le point d'appui est le *talon normal*, la surface plantaire.

Les statistiques, qu'on pourrait établir, comprendraient des cas trop peu nombreux : mais, toujours, les auteurs indiquent des résultats opératoires et orthopédiques excellents.

Reynier (1898), Souligoux (1900), à la Société de Chirurgie, ont signalé deux beaux succès obtenus par le Pasquier-Lefort. Seul, Buffet (d'Evreux), dit avoir échoué ; et, il a dû réamputer au-dessus des malléoles.

Les INDICATIONS *de l'amputation ostéoplastique du pied*, peuvent être ainsi précisées. En cas de *tuberculose* du pied, elle ne peut être faite, que si le sujet est *jeune*, et si on est assuré que *le calcanéum est absolument sain.*

Elle est particulièrement utilisable dans les *traumatismes* et les *gangrènes étendues du pied;* car, le tissu calcanéen, qui sera conservé pour servir d'appui, *n'aura été le siège d'aucune ostéite, d'aucune altération.*

Le succès, que nous avons obtenu dans le fait qui a été le point de départ de ce travail, montre *que la suture osseuse n'est pas indispensable,* et que, par un pansement bien fait et un bon appareil immobilisateur, on peut rapidement obtenir *une soudure osseuse, solide, et en bonne position.*

Le Mans. — Imprimerie Monnoyer. — XI-1905.

www.ingramcontent.com/pod-product-compliance
Ingram Content Group UK Ltd.
Pitfield, Milton Keynes, MK11 3LW, UK
UKHW021019220726
13924UKWH00001B/61